BEI GRIN MACHT SICH IHR WISSEN BEZAHLT

AF136910

- Wir veröffentlichen Ihre Hausarbeit, Bachelor- und Masterarbeit

- Ihr eigenes eBook und Buch - weltweit in allen wichtigen Shops

- Verdienen Sie an jedem Verkauf

Jetzt bei www.GRIN.com hochladen und kostenlos publizieren

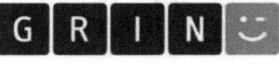

Die Corona-Pandemie und die Pflege. Auswirkungen auf deutsche und italienische Pflegekräfte

Sabine Sender

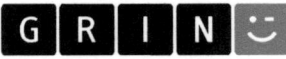

Bibliografische Information der Deutschen Nationalbibliothek:

Die Deutsche Nationalbibliothek verzeichnet diese Publikation in der Deutschen Nationalbibliografie; detaillierte bibliografische Daten sind im Internet über http://dnb.d-nb.de abrufbar.

ISBN: 9783346862945
Dieses Buch ist auch als E-Book erhältlich.

© GRIN Publishing GmbH
Trappentreustraße 1
80339 München

Druck und Bindung: Books on Demand GmbH, Norderstedt Germany
Gedruckt auf säurefreiem Papier aus verantwortungsvollen Quellen

Das vorliegende Werk wurde sorgfältig erarbeitet. Dennoch übernehmen Autoren und Verlag für die Richtigkeit von Angaben, Hinweisen, Links und Ratschlägen sowie eventuelle Druckfehler keine Haftung.

Das Buch bei GRIN: https://www.grin.com/document/1353346

Masterstudiengang Berufspädagogik (M.A.)

Auswirkungen der Corona-Pandemie auf deutsche und italienische Pflegekräfte

Frühjahr 2023

Inhalt

Abbildungsverzeichnis

Abkürzungsverzeichnis

ARDS   Acute Respiratory Distress Syndrome

BA   Bundesagentur für Arbeit

EU   Europäische Union

FSN   Fondo Sanità Nazionale

GKV   Gesetzlichen Krankenversicherung

PKV   Private Krankenversicherung

SARS-CoV-2   Severe Acute Respiratory Syndrome Coronavirus Type 2

SSN   Servizio Sanitario Nazionale

USL   Unita Sanitarie Lokale

1. Einleitung

Ziel der vorliegenden Hausarbeit ist es, die Auswirkungen der Corona-Pandemie auf deutsche und italienische Pflegekräfte näher zu betrachten. Im Fokus dieser Arbeit stehen die Belastungen der Corona-Pandemie auf Pflegekräfte und welche Auswirkungen diese für das Gesundheitswesen nach sich ziehen. Die Corona-Pandemie traf das Gesundheitswesen schwer. War die Lage durch den Pflegepersonalmangel bereits vor der Pandemie angespannt, so verschärfte die Corona-Pandemie diese Situation. Pflegekräfte wurden vor große Herausforderungen gestellt, sei es die Versorgung von infizierten Patienten, die Ungewissheit über das Virus, die Medienberichte aus Italien und der Welt, Gedanken um die eigene Gesundheit oder der erhöhte Arbeitsaufwand. Durch die Pandemie erhielt der Pflegeberuf großes Aufsehen und rückte in den Fokus der systemrelevanten Berufe. Die Coronamaßnahmen und damit einhergehenden Hygieneschutzkonzepte sollten die Gesundheitssysteme entlasten. Der Vergleich des deutschen sowie italienischen Gesundheitssystems eröffnet den Lesenden einen Einblick in die Versorgungsstrukturen. Der Aufbau der Gesundheitssysteme beschreibt direkte Auswirkungen auf Pflegekräfte. Von großer Bedeutung ist auch die Arbeitsmarktsituation im Gesundheitswesen, bezogen auf den Pflegenotstand und die Auswirkungen der Corona-Pandemie.

Anliegen dieser Hausarbeit ist die Beantwortung der folgenden Forschungsfrage, im Hinblick auf die Situation von Pflegekräften:

- Welche Auswirkungen hat die Corona-Pandemie auf deutsche und italienische Pflegekräfte?

Zu Beginn der Hausarbeit wird der theoretische Hintergrund für diese Arbeit erläutert. Der sich daran anschließende Methodenteil beschreibt zunächst die Literatursuche in den Datenbanken sowie zu den gesuchten Begriffen. In Kapitel 4 wird zunächst das Coronavirus (SARS-CoV-2) definiert und vorgestellt. Im Anschluss wird die Corona-Pandemie in Deutschland sowie in Italien dargestellt, wobei der Fokus auf die Pflege gelegt wird. Das Kapitel 5 stellt das deutsche sowie italienische Gesundheitssystem gegenüber und präsentiert deren wichtigste Charakteristika, um den Lesenden ein tiefergehendes Verständnis im Hinblick auf die Corona-Pandemie zu ermöglichen. An dieser Stelle wurde bereits versucht, die Auswirkungen der Corona-Pandemie auf die Personalentwicklung (Abnahme oder Zuwachs von Personal) in der Pflege darzustellen. Kapitel 6 zeigt die gesundheitliche Lage von Pflegekräften vor der Pandemie in Italien und Deutschland auf. Der IST-Zustand des Gesundheitszustandes des Pflegepersonals vor der Pandemie, ist vor allem für einen Vergleich mit der gegenwärtigen, pandemischen Situation von

Bedeutung. Daran anschließend wird die gesundheitliche Lage von Pflegekräften im Ländervergleich dargestellt. Aufgrund der Relevanz für die Thematik wird in Kapitel 7 die Arbeitsmarktsituation von Pflegekräften im Vergleich dargestellt, um ein besseres Verständnis für die Auswirkungen der Pandemie auf Pflegekräfte zu erhalten. Daran schließt sich die Diskussion an, in der die Auswirkungen der Corona-Pandemie auf Pflegekräfte in Italien und Deutschland gegenübergestellt werden. Mit dem Fazit endet die Hausarbeit.

Um eine einheitliche Begriffsdefinition zu verwenden und den Lesefluss zu erleichtern, wird der Begriff „Pflegekräfte" verwendet. Damit sind alle professionell in der Pflege tätigen Personen gemeint.

2. Theoretischer Hintergrund

Ziel der vorliegenden Literaturarbeit ist es, mögliche Ansätze zur Beantwortung der Forschungsfrage *welche Auswirkungen die Corona-Pandemie auf deutsche und italienische Pflegekräfte hat* zu beantworten. Das Thema der vorliegenden Hausarbeit ist von aktueller Bedeutung, da in der medialen Berichterstattung immer wieder und vermehrt von einem Pflexit, vor allem durch die Corona-Pandemie gesprochen wird. Pflexit meint den Ausstieg oder die Absicht von professionell Pflegenden, aus ihrem Beruf auszusteigen (Fuchs, D. & Taufer R., 2021, S. 48). Die Corona-Pandemie sorgte nicht nur in der allgemeinen Bevölkerung für ein Ohnmachtsgefühl. Besonders für Pflegekräfte die unmittelbar an der Versorgung von Covid-Patienten- und Patientinnen beteiligt waren unterlagen strengen Hygienevorschriften und erschwerten Arbeitsbedingungen. Bereits vor der Corona-Pandemie wurde den Pflegekräften viel zugemutet. Daher wird in dieser Hausarbeit die gesundheitliche Lage von Pflegekräften betrachtet und einem vorher-nachher-Vergleich unterzogen. Die Daten dieser Literaturarbeit sollen neben dem Erkenntnisgewinn auch einen Nutzen für den Unterricht an einer Pflegeschule bringen. Hierbei soll den Auszubildenden der Einfluss von Pandemien im Zusammenhang mit dem demografischen Wandel und dem deutschen Gesundheitssystem aufgezeigt werden. Die Autorin hat sich bewusst für den Vergleich der Länder Deutschland und Italien entschieden, da über beide Länder und ihre Gesundheitssysteme während der Pandemie vermehrt in den Medien berichtet worden ist und auch der Pflegenotstand beider Länder erläutert wurde. Aufgrund des vorgegebenen Umfangs dieser Hausarbeit muss an dieser Stelle auf den Einbezug weiterer Länder verzichtet werden.

3. Methode

Für die Erstellung einer Literaturübersicht wurde Literatur in den Datenbanken Google Scholar, Pubmed, Primo Unibibliothek Duisburg/Essen und Livivo mit den Schlagworten „Corona-Pandemie", „COVID-19", „SARS-CoV-2", „Corona-Krise", „Corona-Krise UND Pflege", „Corona-Krise in Italien", „Pflege in Italien", „Gesundheitszustand von Pflegekräften", „Arbeitsmarktsituation UND Pflege" sowie „Gesundheitssystem" und „Gesundheitssystem in Italien" gesucht. Im englischen Sprachraum wurden zudem die Begriffe „corona pandemic AND nursing staff", „Corona crisis in Italy", „State of health AND nurses", „Health system in Italy", „Impfpflicht", „Pflegenotstand", „Labour market in Italy" und „Labour market in Italy AND nurses". Einschlusskriterien waren nationale und internationale Berichte und Studien aus den europäischen Gesundheitssystemen sowie der ambulanten-, akut- und Langzeitversorgung. Es wurde auf die Aktualität der Daten geachtet und vor allem Daten ab 2019 für die Literatursuche gewählt. Recherchiert wurde in dem Zeitraum vor, als auch während der Corona-Pandemie. Dabei wurde nicht zwischen dem Auftreten der „Wellen" unterschieden, sondern eine Einteilung in „zu Beginn" und „während der Pandemie" vorgenommen.

Berichte und Reports, in denen die vergangene und gegenwärtige Situation in Bezug auf dieses Thema genauer beschrieben wird, wurden ebenso in die Untersuchung einbezogen. Die Autorin kam bei ihrer weitergehenden Internetrecherche auf den Dokumentarfilm „Il Posto" aus der ARTE-Mediathek. Der Dokumentarfilm kann den Lesenden für ein tiefergehendes Verständnis der Arbeitsmarktsituation für Pflegekräfte in Nord- und Süditalien empfohlen werden.

Für diese Hausarbeit wurde zudem am 04.10.2022 der Versuch gestartet mit der italienischen Berufskammer für Pflegeberufe, der OPI BZ Kontakt aufzunehmen, um einen konstruktiven Austausch über die Forschungsfrage zu starten. Eine Antwort ist bis heute ausstehend.

4. Das Coronavirus – Auslöser einer Krise für Pflegekräfte?

In diesem Kapitel wird den Lesenden ein Überblick über die Definition des SARS-CoV-2, seine Entdeckung und Ausweiterung gegeben. Im Anschluss wird der Verlauf des pandemischen Geschehens in Deutschland und Italien betrachtet, welcher in diesem Kapitel als Krise beschrieben wird. Das Coronavirus wurde zu einer Belastung der bereits angeschlagenen Gesundheitssysteme (Kap. 5). Auf den bereits bestehenden Pflegenotstand folgte eine Pandemie. Dass die Corona-Pandemie zu einer Krise führte, sollte spätestens jetzt unumstritten sein. Mittlerweile ist geklärt, was das Virus ist. Doch der Umgang damit, ist immer wieder unklar. Die immer wieder in den Fokus rückende Herdenimmunität durch Durchseuchung könnte zu einem Zusammenbruch des Gesundheitssystems führen. „Auch eine Impfung allein ist wenig aussichtsreich, denn Mutationen sorgen für zusätzliche Ungewissheiten" (Jansen, Brandenburg & Nover, 2022, S. 112). Daher stehen vor allem Pflegekräfte immer wieder vor neuen Herausforderungen im Kampf gegen das Virus und mit infizierten Patienten.

4.1.   SARS-CoV-2

Das Coronavirus ist erstmals im Dezember 2019 bekannt geworden. Es wurde in China entdeckt, genauer in der Millionenmetropole Wuhan, welche in der Provinz Hubei liegt. Die Ausweitung geschah weltweit rasant, mit schwerwiegenden Folgen für die Menschen und die Gesundheitssysteme. Im Januar 2020 trat das Corona-virus, Severe Acute Respiratory Syndrome Coronavirus Type (SARS-CoV-2) erst-mals nachweislich in Deutschland auf. Das SARS-CoV-2 ist ein neues Coronavi-rus, das als Auslöser der COVID-19 Erkrankung identifiziert wurde (RKI, 2022b, o. S.). SARS-CoV-2 breitet sich hauptsächlich in den oberen und unteren Atemwe-gen aus. Die Übertragung findet über Aerosole und Atemtröpfchen statt. Die hohe Infektionsrate von SARS-CoV2 liegt zum einen in der Replikation in den oberen Atemwegen begründet und zudem in der Übertragung von asymptomatisch infi-zierten Menschen (Salzberger, Buder et al., 2021, S. 233 f.). Symptomatisch zeich-net sich das Virus über milde Beschwerden der oberen Atemwege mit oder ohne Fieber bis hin zu einer starken respiratorischen Verschlechterung in Form einer interstitiellen Pneumonie aus. Mit eine der schlimmsten Komplikationen ist das a-cute Respiratory Distress Syndrome (ARDS) (RKI, 2022b, o. S.). Das Virus wurde am 11. März 2020 von der Weltgesundheitsorganisation (WHO) als „pandemisch" eingestuft (WHO, 2022, o. S.). Da es zu Beginn der Pandemie kaum Informationen über das Virus gab, breitete sich Unsicherheit und Angst in der Bevölkerung aus. Besonders Pflegekräfte waren der erhöhten Ansteckungsgefahr bis dato ausgelie-fert. Aufgrund der Tatsache, dass es sich um ein neuartiges Virus mit unvorher-sehbarem Krankheitsverlauf handelte, kam es weltweit zu einem Tragen von Atemschutzmasken. Die Altersverteilung der Infektionen zeigt zwischen Italien und Deutschland große Unterschiede auf. In Italien war vor allem die Gruppe der 80-jährigen und älteren betroffen. Im Deutschland hingegen war die Gruppe der 50-59-jährigen die am stärksten betroffene Gruppe. Zudem zeigt sich in Italien eine allgemeine Zunahme der Infektionen mit steigendem Alter, wohingegen es in Deutschland die mittleren Altersstufen am meisten betrifft (siehe Abb. 1).

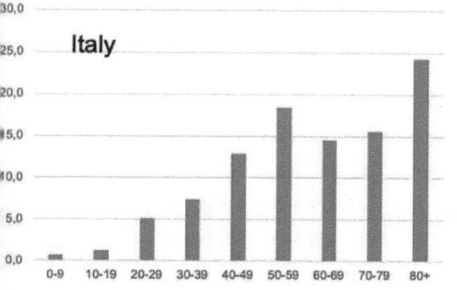
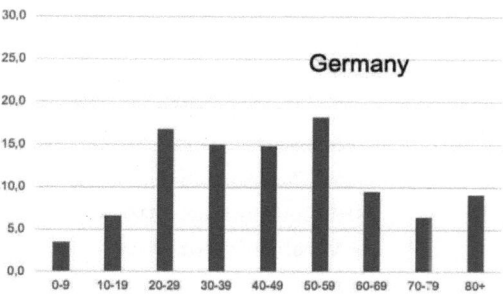

Abb. 1: Altersverteilung von COVID-19-Fällen in Italien und Deutschland (Salzberger et al., 2021, S. 235)

90 % der Infektionen verlaufen insgesamt unkompliziert. Multimorbidität wird als ein Risikofaktor für schwere Krankheitsverläufe eingestuft (Salzberger et al., 2021, S. 236). Daher galt es besonders die vulnerablen Gruppen vor SARS-CoV-2 zu schützen. Zunächst erhalten die Lesenden einen Einblick über die Corona-Krise in Deutschland. Im Anschluss wird das Ausmaß der Pandemie in Italien näher betrachtet. An dieser Stelle wird angemerkt, dass die Corona-Krise insbesondere im Zusammenhang mit den Auswirkungen auf die Pflegekräfte betrachtet wird. Auf eine ausführliche Corona Lagebeschreibung der Corona-Krise wird an dieser Stelle für die Hausarbeit verzichtet.

4.2. Corona-Krise in Deutschland

Das Virus breitete sich rasant aus. In Deutschland kam es im Frühjahr 2020 zu dem ersten Lockdown, um die Ansteckungsgefahr zu minimieren und das Gesundheitssystem zu entlasten.

Durch die Corona-Pandemie sind die bereits bekannten strukturellen Probleme in der Pflege und in der Gesundheitsversorgung verstärkt ins Blickfeld gerückt und haben an Aktualität gewonnen (Kricheldorff, 2022, S. 167). Die Corona-Pandemie führte besonders auf den Intensivstationen zu einer erhöhten (psychischen) Mehrbelastung des Pflegepersonals (ebd.). Folgende Problembereiche haben sich im Allgemeinen in Hinblick auf die Pflege herauskristallisiert: der Pflegepersonalmangel, der Zeitdruck, die Umsetzung von neuen Hygieneschutzkonzepten und damit verbundener neuer Aufgaben (Klinger, Heckel et al., 2022, S. 655). Die allgemeinen Fallzahlen für Deutschland belaufen sich auf ca. 35 Millionen Menschen. Die Todesfälle liegen bei ca. 152 Tausend, wobei an dieser Stelle nicht geklärt werden kann, ob die Verstorbenen an oder mit Corona gestorben sind (RKI, 2022a, o. S.).

Die Corona-Krise hat in Deutschland dazu beigetragen, dass der Pflegeberuf als unverzichtbarer und systemrelevanter Beruf in den Vordergrund gerückt ist. Die Pflege trägt dabei eine gesamtgesellschaftliche Verantwortung (Mai & Erlen, 2022, S. 229). „Dennoch spielen die Pflegefachpersonen, nach wie vor, kaum eine Rolle in der Steuerung des Pflegesektors, der Ausgestaltung der Rahmenbedingungen, in denen professionelle Pflege erbracht wird oder der politischen Entscheidungsfindung" (ebd.). Damit ist gemeint, dass Pflegekräfte bislang wenig Entscheidungsmacht besitzen und strukturellen Vorgaben unterliegen. In der Corona-Pandemie hatten Pflegekräfte wenig Mitbestimmungsrecht. Aufgrund der Tatsache, dass SARS-CoV-2 (Kapitel 4.1) zu einer ansteckenden Infektionskrankheit gehört, von der Menschen weltweit betroffen sind, galt es von Beginn an die Ausbreitung zu minimieren. Um vor allem vulnerable Menschen vor dem Infektionsgeschehen zu schützen wurden weitere Maßnahmen zur Eindämmung der Pandemie ergriffen. Auch, um die spürbaren Auswirkungen der Pandemie in den belasteten Krankenhäusern zu entlasten und damit die Akutversorgung aufrechtzuerhalten (Bundesministerium für Gesundheit, 2022a, o. S.). So wurde für Arbeitende im Gesundheitswesen eine Impfpflicht beschlossen (§ 20a IfSG). „Alle Personen, die in den betroffenen Einrichtungen und Unternehmen tätig sind, müssen bis zum Ablauf des 15. März 2022 der Leitung den erforderlichen Nachweis vorlegen" (Bundesministerium für Gesundheit, 2022a, S. 3). Damit wurde für die Beschäftigten im Gesundheitswesen eine Grundsatzdiskussion zwischen Selbst- und Fremdbestimmung ausgelöst. Es ist fraglich, ob der bereits bestehende Pflegepersonalmangel durch diese Maßnahmen verschärft wurde. Diese Regelung des „§ 20a IfSG tritt am 1. Januar 2023 außer Kraft" (Bundesministerium für Gesundheit, 2022a, S. 4). Die Regelung erhöhte in Deutschland zusätzlich den Druck und die Belastung auf Pflegekräfte. Nachfolgend wird in Kapitel 4 die Corona-Krise in Italien näher betrachtet.

4.3.   Corona-Krise in Italien

In Italien wird die Pandemie im Februar 2020 besorgniserregend und die Welt blickt auf Italiens Gesundheitssystem. „Bis zum 19. März 2021 beläuft sich die kumulative Fallzahl in Italien auf über 3,3 Millionen, von denen 103.855 verstorben sind." (Johns Hopkins University, 2021). Nach offiziellen Angaben des itlalienischen Geundheitsministeriums starben 13 % der positiv getesteten Personen an dem Corona-Virus (Riello, Purgato, Bove, MacTaggart & Rusconi, 2020, S. 2). Als drittgrößte Volkswirtschaft in der Europäischen Union (EU) mit rund 61 Millionen Einwohnern war Italien besonders schwer von der Pandemie betroffen (Weih, 2021, S. 23). Dass die Pandemie Italien so schwer traf lag vermutlich auch darin begründet, dass Italien einen sehr großen Anteil von älteren Bürgerinnen und Bürgern hat. Circa 25 % der Bevölkerung in Italien ist 65 Jahre und älter (Riello et al., 2020, S. 2). Insbesondere der Norden Italiens war von der Corona-Pandemie schwer betroffen (Riello et al., 2020, S. 1). 86 % der Todesfälle in Italien stammen zu dieser Zeit aus Norditalien. Es werden verschiedene Gründe für die stark erhöhte Sterblichkeit angegeben wie z. B. ein schwächeres Immunsystem, die Hochaltrigkeit, das Leben in Pflegeheimen sowie die schlechtere medizinische Versorgung im Hinblick auf die Bevorzugung der jüngeren Betroffenen (Triage) (Riello et al., 2020, S. 2). Zu dieser Zeit wurde täglich in den Medien sehr viel von dem Ist-Stand in Italien berichtet. Die Berichterstattung schürte auch in Deutschland Ängste, dass ähnliches auch auf das deutsche Gesundheitssytem zukommen könnte. In dem Dokumentarfilm „Il Posto" wird darauf hingewiesen, dass viele Pflegekräfte dankbar über die Corona-Pandemie gewesen sind, da somit die Arbeitsplätze in der Pflege gesichert waren. Es wurde sogar seitens der nicht-festangestellten Pflegekräfte auf eine weitere Welle gewartet, da diese den Pflegekräften außerhalb des öffentlichen Dienstes eine weitere sichere Anstellung für Wochen oder Monaten garantieren würde (Colombo & Matarrese, 2021, o. S.).

In Italien billigte das Parlament am 28. Mai 2021 „mit dem Gesetz 76/202140 eine Verordnung vom 1. April (Gesetzesentwurf 44/202141), die für das Gesundheits- und Pflegepersonal – Apotheker, Psychologen und Ärzte mit eigener Praxis inbe- griffen – eine Impfpflicht vorsieht" (Lintner, 2020, S. 168). Somit hatte Italien ca. ein Jahr nach Ausbruch der Pandemie Vorgaben zur Impfpflicht für Pflegekräfte ausgerufen, um das Gesundheitssystem zu entlasten.

Nachdem nun die Corona-Krise in Bezug auf die Auswirkungen vor allem für Pfle- gekräfte erläutert wurde, widmet sich Kapitel 5 der Gesundheitssysteme.

5. Gesundheitssysteme im Vergleich

In diesem Kapitel wird einen Vergleich des deutschen sowie italienischen Gesund- heitssystems vorgenommen, damit die Lesenden ein tiefergehendes Verständnis für die Auswirkungen der Corona-Pandemie auf die Situation der Pflegenden ent- wickeln können. Zudem erhofft sich die Autorin eine bessere Nachvollziehbarkeit für die Lesenden im Hinblick auf die Situation für Pflegekräfte. Es handelt sich hier- bei um zwei europäische Ländervergleiche, deren Unterschiede größer nicht sein könnten.

5.1.　Das deutsche Gesundheitssystem

Deutschlands Gesundheitssystem steht in der Versorgung von rund 83 Millionen vor einer gewaltigen Aufgabe (Bundesministerium für Gesundheit, 2020, S. 8). Auch wenn Pflegekräfte nur ein kleiner Teil davon sind, so sind sie doch von großer Bedeutung. Das Gesundheitssystem besteht aus einem großen medizinischen Netzwerk wie „[…] aus rund 1.900 Krankenhäusern, rund 150.000 Ärztinnen und

Ärzten und circa 28.000 Psychotherapeutinnen und Psychotherapeuten, die in der ambulanten Versorgung tätig sind, sowie fast 19.500 Apotheken" (ebd.). Das Gesundheitssystem wird im Überblick in fünf Säulen dargestellt. Die *erste Säule* beschreibt die Versicherungspflicht. Seit dem 1. April 2007 gilt die Versicherungspflicht in der gesetzlichen Krankenversicherung (GKV) und zum 1. Januar 2009 in der privaten Krankenversicherung (PKV). Die Versicherung in die GKV ist verpflichtend, wenn das Einkommen eine die Grenze von 5.362,50 pro Euro nicht überschreitet (Die Bundesregierung, 2022b, o. S.). Wenn das monatliche Einkommen die Grenze übersteigt, besteht die Möglichkeit sich in der PVK zu versichern. Die *zweite Säule* meint die Beitragsfinanzierung. Die Bürgerinnen und Bürger zahlen in die GVK ca. 14,6 % des Bruttolohns ein (Krankenkassenabhängige Unterschiede möglich) (Bundesministerium für Gesundheit, 2020, S. 26). Der Arbeitgeber zahlt weitere 50 %. Die Finanzierung der GKV erfolgt über den Gesundheitsfonds, auf den, aufgrund des vorgegebenen Umfangs für die Hausarbeit nicht näher eingegangen werden kann (siehe Anlage 1). Ausgenommen von der Versicherungspflicht in der GKV sind Personen, deren Einkommen die Versicherungspflichtgrenze nicht erreicht oder Selbstständige sowie Beamtinnen und Beamte (Bundesministerium für Gesundheit, 2020, S. 8). Das deutsche Gesundheitssystem gewährt jedem Menschen eine schnelle medizinische Hilfe, der diese benötigt, welches die *dritte Säule*, das Solidaritätsprinzip beschreibt (Bundesministerium für Gesundheit, 2020, S. 16). *Säule vier* ermöglicht den Versicherten die Inanspruchnahme von Sachleistungen wie Behandlungen und Therapien. Die *fünfte Säule* meint das Selbstverwaltungsprinzip. „Der Staat gibt zwar die gesetzlichen Rahmenbedingungen – insbesondere in dem Fünften Buch Sozialgesetzbuch (SGB V) – vor, aber die Träger des Gesundheitswesens organisieren sich selbst, um in eigener Verantwortung die Gesundheitsversorgung zu gewährleisten" (Bundesministerium für Gesundheit, 2022b, o. S.).

Die Personalentwicklung in der Pflege in Deutschland wird in Abbildung 2 aufgezeigt. Es ist erkennbar, dass seit 2011 ein Personalzuwachs in die durch Pflegefachkräfte betreuten Bereiche zu erkennen ist. In allen Bereichen ist ein Zuwachs an Pflegekräften zu verzeichnen. Jedoch steigt auch die Pflegebedürftigkeit der Menschen in Deutschland durch die demografische Entwicklung stetig an. Es wurden die drei für die Pflege bekanntesten und relevantesten Bereiche abgebildet wie Krankenhäuser, ambulante Pflege und die stationäre und teilstationäre Pflege.

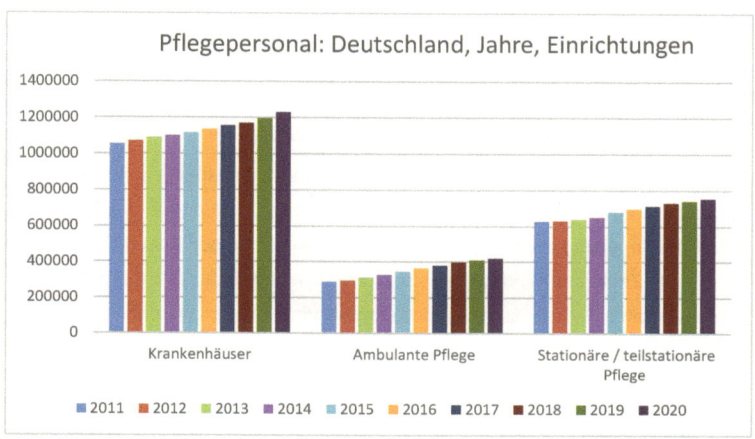

Abb. 2: Zahlen des Gesundheitspersonals in Deutschland nach Jahren und Einrichtungen (in Anlehnung an Statistisches Bundesamt, 2022a, o. S.)

In allen drei Versorgungskontexten ist ein Personalzuwachs erkennbar. Besonders der Bereich der ambulanten Pflege, der den geringsten Anteil des Pflegepersonals ausmacht, hat deutlich zugenommen. Interessant wäre die Entwicklung bis Mitte 2022 zu beobachten. Aktuelle Zahlen sind leider nur begrenzt abrufbar. Der Personalzuwachs könnte sich auch durch den Zuwachs an Pflegekräften durch Zuwanderung erklären. Betrachtet man das Gesundheitssystem in Hinblick auf die Finanzierung der Pflegefachkräfte wird deutlich, dass die „[…] Bruttoverdienste in der Pflege 2020 erstmals höher als in der Gesamtwirtschaft" waren (Statistisches Bundesamt, 2022b, o. S.). Auch der gestiegene finanzielle Aspekt könnte ein Anreiz sein, weshalb der Pflegeberuf an Zuwachs gewonnen hat. Den ersten Platz der Monatsverdienste wird den Pflegenden in Krankenhäusern zugeordnet (Abb. 3). Nicht besonders weit entfernt, dennoch unterhalb der Pflegeheime, stehen die Alten- und Behindertenheime. Somit ist ein Unterschied der Gehälter innerhalb der Pflegebranche erkennbar.

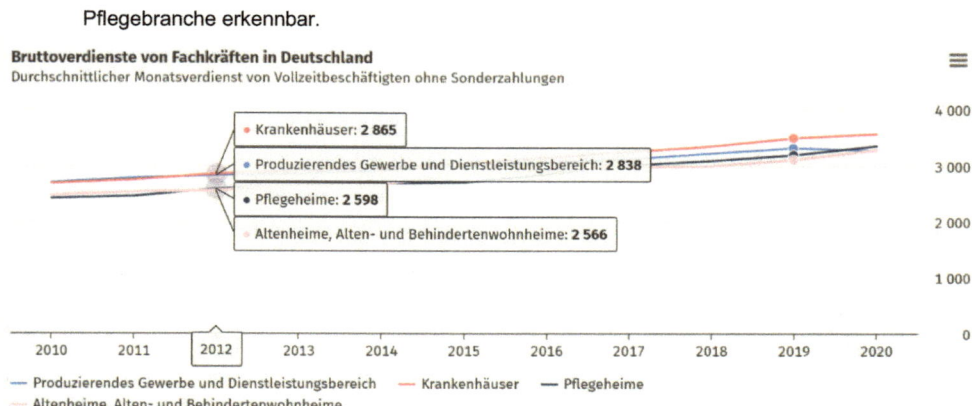

Abb. 3: Bruttoverdienst von Pflegefachkräften in Deutschland (ebd.)

Jedoch lässt sich konstatieren, dass die Lohnentwicklung durch Kurzarbeit in anderen Bereichen zu einer Schwächung der Gesamtwirtschaftlichen Lage geführt hat (ebd.). Die Sonderzahlungen für Pflegende im Zuge der Corona-Pandemie finden hierbei keine Berechnung, sollten aber berücksichtigt werden.

Pflegekräfte erhielten in der Corona-Pandemie Sonderzahlungen für die erschwerten Arbeitsbedingungen, als Zeichen der Anerkennung und Dankbarkeit. Der Bundeshaushalt stellte eine Milliarde dafür zur Verfügung (Die Bundesregierung, 2022a, o. S.). Die Zahlungen sind für das ständige Tragen der Schutzkleidung und des erhöhten Arbeitsaufwands aufgrund des Corona-Virus getätigt worden.

5.2. Das italienische Gesundheitssystem

Das italienische Gesundheitssystem wird im Gegensatz zum deutschen Gesundheitssystem durch staatliche Behörden geregelt, die die medizinische Versorgung sicherstellen. „Sie unterhalten ein Netz aus Arztpraxen und Krankenhäusern, das aus Steuermitteln finanziert wird" (Bundesministerium für Gesundheit, 2022b, o. S.). In Italien werden die jeweiligen Leistungen von dem nationalen Gesundheitsdienst Servizio Sanitario Nazionale (SSN) zur Verfügung gestellt, mit dem Ziel, allen Menschen eine einheitliche medizinische Grundversorgung zu ermöglichen (Piccoliori, 2015, S. 251). Eine dezentrale Organisation kennzeichnet das italienische Gesundheitssystem. Das bis ins Jahr 1980 herrschende privatisierte Gesundheitswesen ist zeigt sich auch heute noch in einem hohen Privatanteil. Die Finanzierung des SSN wird nur zu 37 % durch staatliche Gelder finanziert. Die restlichen 63 % werden aus regionalen Steuern, Arbeitgeberbeiträgen und privaten Zuzahlungen finanziert (Bathelt, 2005, S. 14). Circa 39 % der Italiener sind privat versichert. Privat versichert zu sein, bedeutet in Italien, dass die Bürgerinnen und Bürger einen schnelleren und unkomplizierteren Zugang zu Gesundheitsleistungen haben (ebd.). Dies bedeutet wiederum, dass in Italien eine Zweiklassengesellschaft existiert. Auffallend für das italienische Gesundheitssystem ist, dass die privaten Versicherungen nur selten mit dem öffentlichen Sektor kooperieren. Problematisch ist an dieser Stelle, dass die Privatisierung den staatlichen Gesundheitsdienst nicht ergänzt, sondern gänzlich ersetzt (ebd.). Die Kosten für den Zahnarzt werden in Italien als reine Privatleitung angesehen und sind von den Bürgerinnen und Bürgern selbst zu tragen. Ähnlich wie in anderen EU-Ländern steigt auch in Italien die Lebenserwartung und liegt aktuell bei 82,7 Jahren (Weih, 2021, S. 23).

Der Gesundheitsplan wird durch das Gesundheitsministerium festgelegt, ebenfalls verwaltet das Gesundheitsministerium den Solidaritätsfonds zum Ausgleich von schwächeren Regionen (Piccoliori, 2015, S. 251). Die Zuweisung der Gelder aus dem Fondo Sanità Nazionale (FSN) wurde 2004 eingestellt. „Bis 2013 erhielten die Regionen Schritt für Schritt volle Eigenverantwortlichkeit. Neu ist nun auf nationaler Ebene ein Solidaritätsfonds für Ausgleichszahlungen an schwächere Regionen" (Ebd.). 37,5 % der Kosten werden aus Steuergeldern, 40,8 % aus Versicherungsbeiträgen der Arbeitgeber finanziert. Der Arbeitgeber „[...] führt 2,88 Prozent des Bruttoverdienstes an den Gesundheitsdienst ab. Selbstständige müssen diesen Betrag selbst übernehmen. Die restlichen Gelder stammen aus privaten Zuzahlungen" (Krankenkassenvergleich.com, o. J., o. S.).

Die föderalistische Organisation des italienischen Gesundheitssystems wird durch drei Ebenen ausgezeichnet. Auf *nationaler Ebene* werden die Ziele für den SSN definiert. Ausgleichfonds sorgen für einen Ausgleich von strukturschwachen Regionen. Zudem wird auf dieser Ebene der Arzneimittelmarkt kontrolliert. Auf *regionaler Ebene* werden alle drei Jahre durch die Regionalregierungen Gesundheitspläne festgelegt. An dieser Stelle werden Gelder an Krankenhäuser und andere Gesundheitseinrichtungen festgelegt. Auf *lokaler Ebene* herrscht die Unita Sanitarie Lokale (USL), sie kann auch als Gesundheitsbezirk beschrieben werden. Diesem Gesundheitsbezirk werden ca. 50.000 bis 200.000 Einwohner zugeteilt. Jeder dort angemeldete Einwohner erhält eine Gesundheitskarte und erhält damit die Möglichkeit der freien Arztwahl (ebd.). Man sollte jedoch bedenken, dass das Bruttoinlandsprodukt in Italien unter der Armutsrate im europäischen Durchschnitt liegt, ebenfalls legt Italien eine hohe Arbeitslosenquote vor (Weih, 2021, S. 23).

Seit dem Jahr 2000 kann gesagt werden, dass die Anzahl an Betten in italienischen Krankenhäusern ähnlich wie in der EU abgenommen hat. Jedoch ist die Zahl von reduzierten Betten auffallend, waren es zuvor bereits nur 4,2 Betten/1.000, sind es aktuell noch 2,8 Betten/1.000 (Weih, 2021, S. 24). Die niedrige Zahl an Krankenhausbetten führt im Umkehrschluss zu weniger Personal, was zu einem großen Problem während der Pandemie geführt hat. „Ärzte gibt es 3,8/1.000 (EU 3,6). Die Anzahl der Krankenschwestern pro Arzt ist mit 1,5 ebenfalls sehr gering (EU 2,3), in Zukunft sollen aber mehr Schwestern ausgebildet werden" (ebd.). In Italien wird aktuell versucht die Ausbildung verbessern, auch im Hinblick auf die alternde italienische Population (ebd.).

6. Gesundheitliche Lage von Pflegekräften

In Kapitel 6 wird die gesundheitliche Lage von deutschen und italienischen Pflegekräften betrachtet. Dabei wird in Kapitel 6.1 die gesundheitliche Lage in beiden Ländern vor der Corona-Pandemie aufgezeigt sowie in Kapitel 6.2 die gesundheitliche Lage von Pflegekräften während der Corona-Pandemie, die bis heute von aktueller Bedeutung ist, betrachtet. Bei der Betrachtung von dem gesundheitlichen Zustand von deutschen und italienischen Pflegekräften muss beachtet werden, dass kein direkter Vergleich möglich ist. Die Unterschiede in der Gesundheitsversorgung können sich auch auf die Daten zum Gesundheitszustand widerspiegeln. Auch kulturelle Unterschiede sowie auch die Resilienz eines Menschen, die politische und wirtschaftliche Lage eines Landes können sich auf die Gesundheit auswirken, worauf an dieser Stelle aufgrund des Umfangs nicht weiter eingegangen werden kann.

6.1. Vor der Corona-Pandemie

Über die gesundheitliche Lage von Pflegekräften wird häufig diskutiert. Oftmals wirkt sich die schwere körperliche Arbeit auf die Gesundheit aus. Schichtdienste können anstrengend sein, hinzu kommt eine erhöhte psychische Belastung durch Stress, der hohen Verantwortung oder Personalmangel. Bereits vor der Corona-Pandemie gab es Erhebungen speziell über den Gesundheitszustand von Pflegekräften, da dieser oft in besonderer Weise herausragte. Die Datenlage in Bezug auf italienische Pflegekräfte ist für vor der Corona-Pandemie sehr gering. Diese erfuhr erst zunehmend mit der Corona-Pandemie an Bedeutung und Interesse.

6.1.1. In Deutschland

Um die gesundheitliche Lage von Pflegekräften in Deutschland zu untersuchen, wurde auf einen Gesundheitsreport der Techniker Krankenkasse zurückgegriffen, dieser wurde im Jahr 2019 veröffentlicht. Die Techniker Krankenkasse beschreibt in ihrem Vorwort, dass Faktoren wie „Schichtdienst, hohe körperliche Anforderungen, Zeitdruck und zu wenig Personal" anspruchsvoll sind und die „Menschen in Pflegeberufen an die Grenzen ihrer körperlichen und psychischen Belastbarkeit bringen" kann (Grobe, Steinmann & aQua, 2019, S. 2). Auswertungen haben ergeben, dass Pflegekräfte, einer vergleichsweisen hohen gesundheitlichen Belastung unterliegen.

Dies spiegelt sich in der Anzahl von Arbeitsunfähigkeitsfällen und die Dauer der Arbeitsunfähigkeiten wider. Die Next-Studie aus dem Jahr 2004 hat sich mit dem Gesundheitsverhalten von Pflegepersonal in Europa befasst. Sie kam zu dem Ergebnis, dass europäisches Pflegepersonal stark körperlich und psychisch belastet ist (Hasselhorn & Müller, 2005, S. 21). Daten aus dem Jahr 2018 ergaben, dass für Pflegekräfte „durchschnittlich 1,38 Arbeitsunfähigkeitsfälle und 22,9 Arbeitsunfähigkeitstage je Versicherungsjahr ermittelt" wurden, im Vergleich dazu sind es für berufstätige nicht-Pflegekräfte 1,21 Arbeitsunfähigkeitsfälle und nur 14,9 Arbeitsunfähigkeitstage je Versicherungsjahr (Grobe et al., 2019, S. 9). Die Techniker Krankenkasse nimmt dabei eine Differenzierung zwischen Kranken- und Altenpflegeberufen vor, das es dahingehend weitere Unterschiede zu erkennen gibt. 2018 waren 6,94 % der Pflegekräfte in der Altenpflege arbeitsunfähig und 6,02 % bei Pflegekräften in den Krankenpflegeberufen. Bei den berufstätigen nicht-Pflegekräften lag der Wert insgesamt bei lediglich 4,09 %. Auch im Geschlechterunterschied sind Frauen öfter krank gewesen als Männer (ebd.). Eine Übersicht ist der Anlage 2 zu entnehmen.

Da in diesem Zusammenhang auch die Diagnosen für die Fehltage von Bedeutung sind, werden in Abbildung 4, drei mit den meisten Fehltagen assoziierten Diagnosen abgebildet. Bei Betrachtung der Diagnosen fällt auf, dass ein Großteil der Fehltage von Pflegekräften auf besonders auf psychische Störungen, Krankheiten des Muskel- und Skelettsystems sowie Krankheiten des Atmungssystems zurückzuführen sind (Grobe et al., 2019, S. 31). Die Techniker Krankenkasse unterteilt diese Fehltage erneut auf die Kranken- und Altenpflegeberufe sowie berufstätige insgesamt auf.

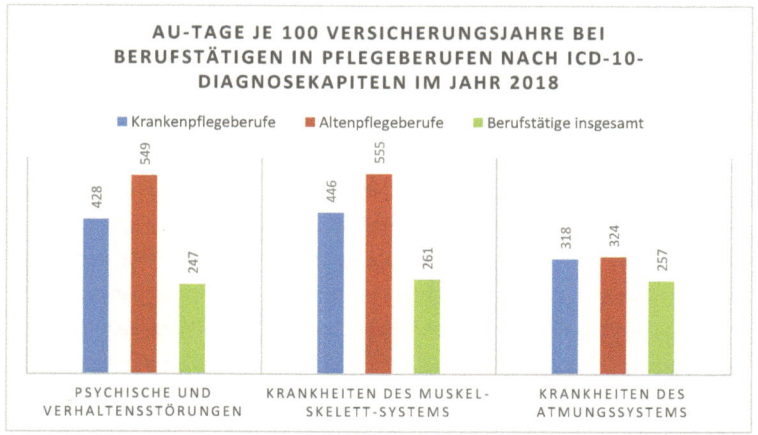

Abb. 4: AU-Tage je 100 Versicherungsjahre (in Anlehnung an ebd.)

Erkennbar ist auch hier die deutlich höheren Fehlzeiten von Altenpflegekräften aufgrund von Krankheiten des Muskel- Skelett-Systems mit 555 Fehltagen je 100 Versicherungsjahren, knapp gefolgt von psychischen Störungen mit 549 Fehltagen je 100 Versicherungsjahren. Krankheiten des Atmungssystems werden für Altenpflegekräften mit 324 Tagen AU je 100 Versicherungsjahren beschrieben. In den Krankenpflegeberufen sind die Zahlen leicht darunter. Bei den Krankenpflegekräften werden 446 Tage AU je 100 Versicherungsjahren für Krankheiten des Muskel-

Skelett-Systems beschrieben, gefolgt von den psychischen Störungen mit 428 Tagen. Bei den Krankheiten des Atmungssystems unterscheiden sich die Krankenpflegekräfte mit 318 fast kaum von den Altenpflegekräften. Deutlich erkennbar ist jedoch der Unterschied im Vergleich zu den Berufstätigen nicht-Pflegekräften. Diese haben deutlich geringere AU-Tage je 100 Versicherungsjahre, um knapp 50 % bei den psychischen Störungen und den Krankheiten des Muskel- Skelett-Systems.

6.1.2. In Italien

Zu einer der bedeutsamsten Arbeitsbelastungen in der Pflege in Italien gehören ungünstige Arbeitszeiten. Dazu gehören der Schichtdienst sowie Überstunden, die das Familienleben stark beeinflussen können (Hasselhorn & Müller, 2005, S. 28). 50 % der italienischen Pflegekräfte gaben in der Next-Studie an häufig Überstunden leisten zu müssen. An dieser Stelle ist wichtig zu erwähnen, dass in Italien einer der am stärksten ausgeprägtesten Pflegepersonalmangel und somit eine starke Belastung herrscht. Zudem ist die Entlohnung der Pflegeberufe in Italien unterhalb des europäischen Standards (Zurlo, Vallone & Smith, 2018, S. 160). Dies sind Faktoren, die den Gesundheitszustand stark beeinflussen können, sei es die schlechte finanzielle Situation oder auch die Mehrarbeit.

6.2. Während der Corona-Pandemie

Nachdem nun die gesundheitliche Lage von Pflegekräften vor der Corona-Pandemie betrachtet wurde, wird in diesem Unterkapitel die gesundheitliche Lage von Pflegekräften während der Corona-Pandemie dargestellt. An dieser Stelle kann gesagt werden, dass sich durch das Corona-Virus und die damit einhergehende pandemische Lage (siehe Kapitel 4.1), besondere Belastungen für Pflegekräfte ergeben haben. In der COVID-19-Pandemie „sind die Mitarbeiter des Gesundheitswesens einem hohen Risiko ausgesetzt, sich selbst zu infizieren" (Kramer, Thoma & Kunz, 2021, S. 47).

6.2.1. In Deutschland

In Deutschland lag die Rate des infizierten Gesundheitspersonals bei 5,8 % (Salzberger et al., 2021, S. 234)

Die hohen Inzidenzen und deren Folgen haben sich auf in die Pflegekräfte ausgewirkt und damit den Pflegepersonalmangel verschärft. Es wird sogar von einer

Verdoppelung der Krankheitsquote im Vergleich zum jahreszeitlichen Mittel gesprochen (Doelfs, 2022, S. 6). Auch Quarantäneregelungen führen zum Ausfall von Personal. Damit befinden sich Pflegekräfte in einer misslichen Lage, da die krankheitsbedingten Ausfälle innerhalb eines Teams von den noch verbliebenen Pflegekräften kompensiert werden müssen.

Verschiedenste Maßnahmen zur Eindämmung des Corona-Virus wie beispielsweise die Umverteilung von Aufgaben, veränderte Arbeitszeiten in Form von geplanten Überstunden, veränderten Besuchszeiten für Angehörige der Patienten und damit einhergehender Konfliktsituationen wirkten sich auch auf den Gesundheitszustand der Pflegekräfte aus (Klinger et al., 2022, S. 655). Die gesamte pandemische Situation hat sich auf das Wohlbefinden der Pflegekräfte ausgewirkt. „Unterschiedliche Haltungen der Mitarbeiter:innen (Angst, Gewissenhaftigkeit, Strenge, Wohlwollen) führten zu Unsicherheiten und Konflikten" (ebd.). Somit zeigt sich, dass Pflegekräfte auch unter dem eigenen Gewissen leiden, indem sie den Patienten und sich selbst nicht gerecht werden können.

Die Belastung ist vor allem auf den Corona-Stationen sowie vor allem auf den Intensivstationen erhöht, da die Versorgung der Betroffenen durch die Hygienemaßnahmen zusätzlich erschwert werden. Aufgrund der Tatsache, dass über die Bereichskleidung aufwendige Schutzkleidung getragen werden muss in Form von Plastikkittel, OP-Haube, FFP-3-Schutzmaske, Schutzbrille, Einmalhandschuhe und ein Face-Shield, ist auch der zeitliche Faktor zu betrachten. „Denn bereits nach kürzester Zeit sei man einfach durchgeschwitzt" und man müsse alle zwei Stunden eine ausgiebige Pause machen (Heeser, 2020, S. 23). Zudem kommt die zunehmende körperliche Belastung hinzu, da beatmete Corona-Intensivpatienten regelmäßig umgelagert werden müssen und keine Hilfestellung leisten können (ebd.).

6.2.2. In Italien

Die Zahlen von infiziertem Personal sind in Italien besonders hoch. Italien war in Europa das mit am stärksten von der Pandemie betroffene Land. Schon sehr früh waren in Italien die Zahlen von infizierten Pflegekräften sehr hoch, sodass für den 9. April 2020 bereits 14.066 Pflegekräfte infiziert waren und sogar 133 verstorben sind (Kramer et al., 2021, S. 47). Die Rate des infizierten Gesundheitspersonals in Italien lag bei 11 % der gesamten Bevölkerung (Salzberger et al., 2021, S. 234). In Italien herrschte vor allem zu Beginn der Pandemie im Gegensatz zu Deutschland ein Mangel an wichtiger Schutzkleidung. Daher ist es auch nicht verwunderlich weshalb während der ersten Welle sehr viele Pflegekräfte an COVID-19 erkrankten und zum Teil verstarben (Kramer et al., 2021, S. 47). „In einer Studie mit 650 Mitarbeitern des italienischen Gesundheitswesens konnte gezeigt werden, dass sich die Mitarbeiter des Gesundheitswesens deutlich gefährdeter sahen als ihre Angehörigen, was dadurch zu erklären ist, dass sie den ganzen Tag in der Klinik sind und ihre Angehörigen nicht" (ebd.). Dabei scheint es auch nicht verwunderlich, wenn aufgrund fehlender Schutzkleidung und langer Dienstzeiten und somit einem erhöhten Expositionsrisiko, die Infektionszahlen für italienische Pflegekräfte auffällig hoch waren. Die Studie ergab zudem, dass 40 % des Gesundheitspersonals Angst vor einer Infektion hatten (ebd.). Hinzu kommt, dass Ängste bezüglich einer möglichen Ansteckung von Familienmitgliedern stiegen, dem stimmten 72,5 % zu (ebd.). Somit ist sind italienische Pflegekräfte bereits zu Beginn der Pandemie starken psychischen Belastungen ausgesetzt. 40 % der befragten Pflegekräfte hätten sich sogar eine psychologische Unterstützung gewünscht. Zudem sind bereits zuvor psychisch vorbelastete Pflegekräfte besonders gefährdet psychische Symptome zu entwickeln (ebd.). Bedenkt man, dass die gesundheitliche Situation von italienischen Pflegekräften bereits vor der Pandemie belastet war, lassen diese Zahlen keinen Zweifel daran, dass sich die Situation weiter verschärft hat. Besonders Pflegekräfte die zu Beginn der Corona-Pandemie in Einrichtungen mit hohen Infektionszahlen gearbeitet haben und kaum bis keine Schutzkleidung zur Verfügung hatten, haben vermehrt unter der Hilflosigkeit, dem Kontrollverlust und eigener Schuldgefühle gelitten (Benzinger, Kuru et al., 2021, S. 144). Die Corona-Pandemie hat in Italien sehr wahrscheinlich zu den erhöhten Arbeitsbelastungen zu einem Ohnmachtsgefühl der Pflegekräfte geführt. Studien belegen, dass Pflegekräfte, die in Altenhilfeeinrichtungen in Norditalien zu Beginn und während des Pandemiegeschehens gearbeitet haben traumatisiert wurden (Benzinger et al., 2021, S. 142). Dies kann dadurch begründet werden, dass Pflegebedürftigen nicht schnell genug geholfen werden konnte und das gesamte Gesundheitswesen überlastet war. Pflegekräfte waren teilweise auf sich allein gestellt.

Nachdem nun die gesundheitliche Lage von Pflegekräften in Deutschland und Italien beleuchtet worden ist, wird im folgenden Kapitel die Arbeitsmarktsituation von Pflegekräften betrachtet.

7. Arbeitsmarktsituation von Pflegekräften im Vergleich

Die gesundheitliche Lage kann Einfluss auf die die berufliche Situation von Pflegekräften haben. Seit einigen Jahren kehren immer mehr Pflegekräfte ihrem Beruf den Rücken zu. Oftmals wird in diesem Zusammenhang der Begriff *Pflexit*[1] erwähnt. Vor allem aber durch die Corona-Pandemie stieg die Sorge vor einer großen Kündigungswelle. Damit verbunden wäre ein Kollaps der Gesundheitssysteme.

Die Zahl von Pflegekräften steigt in Deutschland zunehmend an (Bundesagentur für Arbeit, 2022, S. 7). Allerdings wurde in dem Zeitraum von März bis Juli 2020 ein Rückgang von 0,5 % der Beschäftigten in den Pflegeberufen verzeichnet, jedoch lässt sich konstatieren, dass diese Reduzierung auf einen bekannten saisonalen Rückgang begründet liegt. Hier muss ergänzt werden, dass die Zahl sich ab August wieder stabilisierte und sogar oberhalb der vorherigen Datenlage lagen (Bundesagentur für Arbeit, 2021, o. S.). Trotz der Pandemie verzeichnet die Bundesagentur für Arbeit einen Zuwachs der Beschäftigten in der Pflege. Im Oktober 2021 waren es 43.000 mehr als im Jahr 2020 (ebd.) „In den vergangenen fünf Jahren ist die Zahl der sozialversicherungspflichtig Beschäftigten in der Pflege überdurchschnittlich um 14 % gestiegen. Bezogen auf alle Beschäftigten lag der Anstieg bei acht Prozent" (ebd.). Dabei sollte allerdings nicht außer Acht gelassen werden, dass es einen deutlichen Fachkräftemangel gibt. In Deutschland kommen auf 12.700 Stellen in der Gesundheits- und Krankenpflege nur 5.800 Arbeitslose. In der Altenpflege sind die Zahlen noch etwas dramatischer, so kommen auf 12.800 Stellen nur 3.600 Arbeitslose zu. Lediglich bei den Pflegehilfskräften werden mehr Bewerber als offene Stellen verzeichnet (ebd.). Um dem Pflegenotstand in Deutschland auch aufgrund des demografischen Wandels zu beheben, gibt es verschiedene Maßnahmen, um Fachkräfte und Auszubildende aus dem Ausland zu werben. Beispielhaft kann an dieser Stelle das Programm „Triple Win" erwähnt werden. Die Bundesagentur für Arbeit (BA) arbeitet zusammen mit der Gesellschaft für Internationale Zusammenarbeit (GIZ) für eine „faire Migration und arbeitet nur mit Ländern zusammen, in denen es keinen eigenen Mangel an Pflegekräften gibt (ebd.).

Leider ist die Datenlage in Bezug auf die Arbeitsmarktsituation für Pflegekräfte in Italien sehr gering. Die Auswirkungen der Corona-Pandemie auf einen möglichen Pflexit, können an dieser Stelle nicht ausführlich beantwortet werden, da zudem keine aktuellen Daten aus zu Zeiten der Pandemie erhoben wurden. Die gesamtwirtschaftliche Lage Italiens spiegelt sich auch in der unfreiwilligen Teilzeitbeschäftigung wider. Im europäischen Vergleich liegt Italien mit 64,4 % im Gegensatz zu Deutschland mit 8,6 % an der Spitze. Somit kann gesagt werden, dass es einen starken Unterschied in der allgemeinen Anstellung von Arbeitskräften gibt. Die

---

[1] Meint den Ausstieg oder die Absicht, aus dem Pflegeberuf auszusteigen.

wirtschaftliche Lage breitet sich auch auf das Gesundheitswesen aus. Die Anzahl der Krankenhäuser hat seit dem Jahr 2014 stetig abgenommen. Waren es im Jahr 2014 noch 1.119 Krankenhäuser, so waren es 2020 nur noch 1.048 Krankenhäuser (Statista Research Department, 2022, o. S.) Zwar hat die Zahl der Krankenhäuser abgenommen, aber die Zahl der Berufstätigen im Gesundheitswesen in Italien stieg an. Im Jahr 2020 wurde ein Zuwachs von 14.365 Mitarbeitern seit 2019 verzeichnet, ein Zuwachs von 2,24 % (Michas, 2022, o. S.).

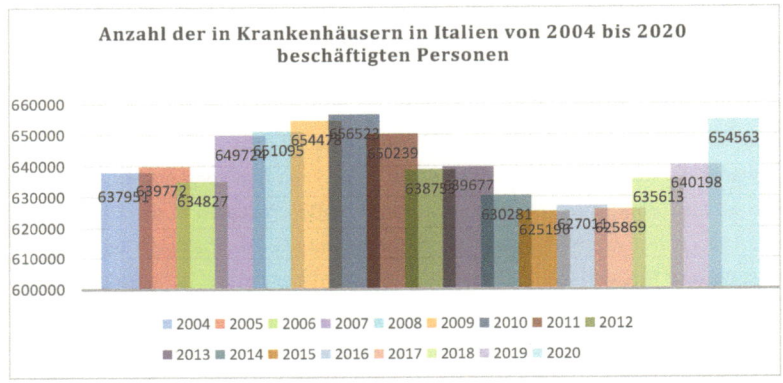

Abb. 5: Anzahl der in Krankenhäusern in Italien beschäftigten Personen (in Anlehnung an ebd.)

Der Tiefpunkt an Pflegepersonal in Italien wurde 2015 erreicht mit 625.196 Beschäftigten im Krankenhaus. An dieser Stelle bleibt jedoch offen, welchen Zuwachs allein dem Pflegepersonal zugeschrieben werden kann, da im Allgemeinen auf Personal verwiesen wird, welches sich aus verschiedenen Berufsgruppen zusammensetzt. Ebenfalls offen bleiben an dieser Stelle die Daten von italienischen Pflegekräften in der ambulanten- und Langzeitversorgung.

8. Diskussion

In diesem Kapitel erfolgt eine Darstellung der aus der Literaturarbeit gewonnenen Ergebnisse, um mögliche Rückschlüsse auf die Auswirkungen der Corona-Pandemie auf deutsche und italienische Pflegekräfte zu ziehen und somit der Beantwortung der Forschungsfrage nachzukommen. In Kapitel 4 wurde das Coronavirus näher betrachtet. Auffallend war an dieser Stelle, die unterschiedliche Altersverteilung der infizierten Personen zwischen Deutschland und Italien so. In Italien waren mit dem größten Anteil, die 80-jährigen und älteren betroffen. In Deutschland hingegen waren es im Vergleich zu Italien nur halb so viele 80-jährige und ältere. In Deutschland sind vor allem die Altersgruppen der 50-59-jährigen sowie gefolgt von den 20-29-jährigen infiziert gewesen. Es ist denkbar, dass die Situation in Italien aufgrund der vielen hochbetagten solche Ausmaße der medizinischen Versorgung in der Corona-Pandemie angenommen hat. Italienische Pflegekräfte hatten somit einen größeren Anteil von älteren Menschen zu versorgen, wobei auch in diesem Zusammenhang von einer sehr hohen Sterberate gesprochen werden muss (siehe Kapitel 4.3).

Deutsche Pflegekräfte hatten in der Pandemie mehrere Vorteile: mehr Zeit zur Vorbereitung auf das Virus, ein gut funktionierendes Gesundheitssystem und weniger infizierte ältere Menschen. In Kapitel 5 wurden beide Gesundheitssysteme dargestellt. Dies ist für die Betrachtung des Gesamtkontext von Bedeutung, da sich dies indirekt auch auf Pflegekräfte auswirken kann. Das deutsche Gesundheitssystem besteht im Gegensatz zum italienischen Gesundheitssystem aus einer stabileren Finanzierungsgrundlage. Überraschend war an dieser Stelle die Personalentwicklung in Deutschland in Bezug auf das Pflegepersonal, denn seit Jahren ist ein Personalzuwachs erkennbar. 2020 waren die Zahlen für Pflegekräfte erstmals auf dem Höchststand. Es darf aber nicht außer Acht gelassen werden, dass auch die Zahl der Pflegebedürftigen durch den demografischen Wandel steigt. Ein Grund für den Personalzuwachs in der Pflege könnte die positive Lohnentwicklung sein. Besonders in der Corona-Pandemie war der Pflegeberuf ein sicherer Beruf, der ohne Kurzarbeit gekennzeichnet war. Vor allem für den Pflegeberuf wurde Sonderzahlungen und Corona-Prämien veranlasst (siehe Kapitel 5.1). Im Vergleich dazu hat die niedrige Zahl an Krankenhausbetten in Italien auch zu einer mangelhaften Anstellung von ausgebildeten Pflegekräften geführt. Dies war besonders in der Pandemie sehr problematisch. Durch die zunehmende Privatisierung in Italien und die Abnahme des öffentlichen Gesundheitssektors stehen immer mehr Pflegekräfte vor der Arbeitslosigkeit. Die noch verbliebenen Pflegekräfte müssen dies kompensieren. In der Corona-Pandemie ist dieses System deshalb kollabiert. Die Auswirkungen der Corona-Pandemie werden vor allem im Zusammenhang mit der gesundheitlichen Lage der Pflegekräfte deutlich. Bereits vor der Corona-Pandemie waren Pflegekräfte durch die Schichtdienste, den Zeitdruck, wenig Personal und den hohen körperlichen Anforderungen stark belastet. Durch die Corona-Pandemie verschärfte sich diese Situation. Vor allem aber in Italien verschlechterte sich die gesundheitliche Lage des Pflegepersonals durch die Corona-Pandemie. Mangelhafter Bestand an Schutzkleidung, längere Dienstzeiten und die Versorgung von infizierten Patienten hatten nicht nur Auswirkungen auf die Psyche, sondern führten auch bei den Pflegekräften zur Infektion. Es verstarben auch viele Pflegekräfte an COVID-19 (siehe Kapitel 6.2.2). Erschreckend ist an dieser Stelle, dass teilweise von traumatisierten Pflegekräften berichtet wurde und sich verstärkt psychologische Unterstützung aufgesucht wurde. In Deutschland sowie in Italien belasteten die Ausfälle durch infizierte oder sich in Quarantäne befundene Pflegekräfte zunehmend. Waren die Zahlen in Deutschland bereits vor der Pandemie in Bezug auf die AU-Tage insbesondere durch psychische- und Verhaltensstörungen sowie Krankheiten des Muskel-Skelett-Systems erhöht, so werden diese sicherlich durch die Corona-Pandemie zugenommen haben. Aufgrund der Aktualität der Thematik liegen noch keinen genauen Daten diesbezüglich vor. Für weitere Forschungsvorhaben zu der Thematik würde es sich empfehlen in nächster Zeit die aktuellen Daten diesbezüglich zu erfassen. Abschließend wird an dieser Stelle die Arbeitsmarktsituation von italienischen und deutschen Pflegekräften diskutiert. Die Autorin ist auch ein weiteres Mal von den Daten der Literaturrecherche überrascht worden, denn die Arbeitsmarktsituation von Pflegekräften ist nicht wie befürchtet kollabiert. Der Autorin kamen Gedanken auf, ob sich ein Pflexit in der Pflege durch die Pandemie verschärfen würde. Neueste Zahlen für Deutschland belegen jedoch, dass die Corona-Pandemie nicht zu einer „Flucht" aus dem Pflegeberuf geführt hat. Daten aus dem Jahr 2022 belegen, dass die Zahl von Pflegekräften in Deutschland zunehmend ansteigt (siehe Kapitel 7). Die Datenlage aus Italien zu der aktuellen Arbeitsmarktsituation von Pflegekräften ist gering. Abbildung 5 in Kapitel 7 veranschaulicht die Anzahl der in Krankenhäusern beschäftigten Personen. 2020 ist ein deutlicher Zuwachs erkennbar mit 654.563 Mitarbeitern. An dieser Stelle bleibt allerdings offen, wie viele Personen dem Pflegedienst angehören. Ebenfalls offen an dieser Stelle bleibt die Anzahl der beschäftigten Pflegekräfte in der Ambulanten- und Langzeitversorgung. Vorstellbar wäre an dieser Stelle, dass es in Italien einen Zuwachs an Pflegekräften geben könnte, da die Situation in der Corona-Pandemie unterschätzt worden ist und somit der Pflegenotstand vermehrt Aufmerksamkeit erfahren hat.

9. Fazit

Zusammenfassend kann gesagt werden, dass sich die Auswirkungen der Corona-Pandemie in Bezug auf deutsche und italienische Pflegekräfte spürbar auf ihre Gesundheit ausgewirkt haben. An dieser Stelle möchte die Autorin keine Gewichtung vornehmen, welche Pflegekräfte stärker unter der Pandemie gelitten haben, da dies eine subjektive Wahrnehmung eines jeden Individuums darstellt. Die gesundheitliche Lage von Pflegekräften war bereits vor der Corona-Pandemie angegriffen und wurde durch die Corona-Pandemie verschlechtert. Aufgrund der Datenlage kann jedoch gesagt werden, dass die Corona-Pandemie Italien schwerer getroffen hat als Deutschland im Hinblick auf die Gesundheitsversorgung. Dies lag zum einen an dem hohen Teil der 80-jährigen und älteren Menschen, der infiziert war, den fehlenden Krankenhäusern und damit das gesamte Personal, der rasanten Ausbreitung des Virus ohne Vorbereitungszeit und der fehlenden Schutzkleidung der Pflegekräfte. Damit einhergehend sind zum Teil traumatisierte Pflegekräfte, die das Leid der Menschen mitansehen mussten, jedoch hilflos waren. Eine weitere Auswirkung der Corona-Pandemie auf Pflegekräfte war die zunehmende, jedoch befristete Anstellung von Pflegepersonal in den schwer betroffenen Regionen. Aufgrund der hohen Arbeitslosigkeit in Italien war es in dieser Hinsicht für viele Pflegekräfte eine positive Auswirkung, um Geld zu verdienen.

Abschließend ist zu sagen, dass die Pflegekräfte sowohl in Deutschland als auch in Italien viel Dankbarkeit erfahren haben, sowie Anerkennung und Respekt. Durch die Corona-Pandemie wurden viele Missstände aufgedeckt und Versorgungslücken erkannt. Angesichts der Ergebnisse kann auf eine Arbeitsplatzverbesserung und Entlastung der Pflegekräfte durch Personalzuwachs und bessere Stellenbesetzungen gehofft werden.

Literaturverzeichnis

Bathelt, J. (2005). Das italienische Gesundheitssystem. *Rheinisches Ärzteblatt* (5), 14–15.

Benzinger, P., Kuru, S., Keilhauer, A., Hoch, J., Prestel, P., Bauer, J. M. et al. (2021). Psychosoziale Auswirkungen der Pandemie auf Pflegekräfte und Bewohner von Pflegeheimen sowie deren Angehörige – Ein systematisches Review. *Zeitschrift für Gerontologie und Geriatrie, 54* (2), 141–145.

Bundesagentur für Arbeit (Hrsg.) (2021). *Tag der Pflege: Mehr Beschäftigte in Pflegeberufen.* Verfügbar unter https://www.arbeitsagentur.de/presse/2021-19-tag-der-pflege-mehr-beschaeftigte-in-pflegeberufen [15.10.2022].

Bundesagentur für Arbeit (Hrsg.) (2022). *Arbeitsmarktsituation im Pflegebereich.* Verfügbar unter https://statistik.arbeitsagentur.de/DE/Statischer-Content/Statistiken/Themen-im-Fokus/Berufe/Generische-Publikationen/Altenpflege.pdf?__blob=publicationFile#:~:text=Gem%C3%A4%C3%9F%20der%20aktuell%20vorliegenden%20vorl%C3%A4ufigen,(%2B3%2C6%20Prozent) [15.10.2022].

Bundesministerium für Gesundheit (Hrsg.) (2020). *Das deutsche Gesundheitssystem. Leistungssicher. Stark. Bewährt.* Verfügbar unter https://www.google.com/url?sa=t&rct=j&q=&esrc=s&source=web&cd=&ved=2ahUKEwjv1oynv636AhU2gP0HHTn0BIgQFnoECAQQAQ&url=https%3A%2F%2Fwww.bundesgesundheitsministerium.de%2Ffileadmin%2FDateien%2F5_Publikationen%2FGesundheit%2FBroschueren%2F200629_BMG_Das_deutsche_Gesundheitssystem_DE.pdf&usg=AOvVaw3mYr_TcngzQb0sOehHe53q [24.09.2022].

Bundesministerium für Gesundheit (Hrsg.) (2022a). *Impfprävention im Bereich einrichtungsbezogener Tätigkeiten. Handreichung zur Impfprävention in Bezug auf einrichtungsbezogene Tätigkeiten.* Verfügbar unter https://assets.ctfassets.net/eaae45wp4t29/dfdOqfx1igh1W60rxjUqX/90261ad8653dd03a7b7d89f36f02d319/2022-03-22_FAQ____20a_IfSG_v3_Anpasung_IfSG_BGBl_I_466_611__002_.pdf [15.10.2022].

Bundesministerium für Gesundheit (Hrsg.) (2022b). *Das Prinzip der Selbstverwaltung.* Verfügbar unter https://www.bundesgesundheitsministerium.de/gesundheitswesen-selbstverwaltung.html [23.10.2022].

Die Bundesregierung (Hrsg.) (2022a). *Bonus für Pflegekräfte beschlossen. Corona-Pandemie.* Verfügbar unter https://www.bundesregierung.de/breg-de/suche/bonus-fuer-die-pflege-2021574 [25.09.2022].

Die Bundesregierung (Hrsg.) (2022b). *Sozialversicherung. Neue Rechengrößen.* Verfügbar unter https://www.bundesregierung.de/breg-de/suche/beitragsbemessungsgrenze-2022-1970116 [24.09.2022].

Colombo, Mattia & Matarrese, Gianluca (Regie) (2021). *Il Posto – Italiens Pflegekräfte auf Jobsuche:* Altara Films.

Doelfs, G. (2022). Hohe Inzidenzzahlen: Immer mehr Klinikpersonal meldet sich krank. *kma - Klinik Management aktuell, 27* (03), 6.

Fuchs, D. & Taufer R. (2021). Literaturrecherche zum Pflexit. Evidenzbasiertes Wissen nutzen. *Gesundheit und Politik* (06), 46–51.

Grobe, T., Steinmann, S. & aQua (2019). *Gesundheitsreport 2019. Pflegefall Pflegebranche? So geht's Deutschlands Pflegekräften.* Verfügbar unter https://www.tk.de/resource/blob/2066542/2690efe8e801ae831e65fd251cc77223/gesundheitsreport-2019-data.pdf [23.10.2022].

Hasselhorn, H. M. & Müller, B. H. (2005). Arbeitsbelastung und -beanspruchung bei Pflegepersonal in Europa - Ergebnisse der NEXT Studie. In B. Bandura, H. Schellschmidt & C. Vetter (Hrsg.), *Fehlzeiten-Report 2004. Gesundheitsmanagement in Krankenhäusern und Pflegeeinrichtungen* (S. 21–47). Heidelberg: Springer.

Heeser, A. (2020). Intensivpflege: Die Belastung steigt. *kma - Klinik Management aktuell, 25* (12), 22–25.

IfSG. Gesetz zur Verhütung und Bekämpfung von Infektionskrankheiten beim Menschen (Infektionsschutzgesetz) vom 20.07.2000 i. d. F. v. 16.09.2022, (BGBl. I S. 1454).

Jansen, T., Brandenburg, H. & Nover, S. U. (2022). Gibt es die Corona-Krise eigentlich? In V. Breitbach & H. Brandenburg (Hrsg.), *Corona und die Pflege* (Bd. 10, S. 111–126). Wiesbaden: Springer Fachmedien.

Johns Hopkins University (2021). *COVID-19 Dashboard by the Center for Systems Science and Engineering (CSSE) at Johns Hopkins University (JHU).* Verfügbar unter https://gisanddata.maps.arcgis.com/apps/opsdashboard/index.html#/bda7594740fd40299423467b48e9ecf6 [29.03.2021].

Klinger, I., Heckel, M., Shahda, S., Krisen, U., Stellmacher, S., Kurkowski, S. et al. (2022). *COVID-19-Pandemiekrisenstäbe: Organisation, Befugnisse und Herausforderungen – Strukturelle Gegebenheiten verstehen und nutzen.* Verfügbar unter https://link.springer.com/content/pdf/10.1007/s00103-022-03542-x.pdf [23.10.2022].

Kramer, V., Thoma, A. & Kunz, M. (2021). Medizinisches Fachpersonal in der COVID-19-Pandemie: Psyche am Limit. *InFo Neurologie + Psychiatrie, 23* (6), 46–53.

Krankenkassenvergleich.com (Hrsg.) (o. J.). *Krankenversicherung in Italien.* Verfügbar unter https://www.krankenkassenvergleich.com/krankenversicherung-italien/ [25.09.2022].

Kricheldorff, C. (2022). Gesundheitsversorgung und Pflege für ältere Menschen in der Zukunft - Erkenntnisse aus der Corona-Pandemie. In V. Breitbach & H. Brandenburg (Hrsg.), *Corona und die Pflege* (Bd. 10, S. 165–181). Wiesbaden: Springer Fachmedien.

Lintner, M. M. (2020). Die Impfung gegen COVID-19 in Italien. Ethische und rechtliche Aspekte. In W. Kröll, J. Platzer, H.-W. Ruckenbauer & W. Schaupp (Hrsg.), *Die Corona-Pandemie: ethische, gesellschaftliche und theologische Reflexionen einer Krise* (Bd. 10, S. 155–174). Baden-Baden: Nomos.

Mai, M. & Erlen, U. (2022). Die Corona-Pandemie – Herausforderung und Chance für die Pflege. In V. Breitbach & H. Brandenburg (Hrsg.), *Corona und die Pflege* (Bd. 10, S. 224–245). Wiesbaden: Springer Fachmedien.

Michas, Frédéric (Hrsg.) (2022). *Anzahl der in Krankenhäusern in Italien von 2004 bis 2020 beschäftigten Personen.* Verfügbar unter https://www.statista.com/statistics/554625/hospital-employment-in-italy/ [16.10.2022].

Piccoliori, G. (2015). Das italienische Gesundheitssystem. *SÜGAM-NACHRICHTEN / SÜGAM NEWS, 91* (06), 251–253.

Riello, M., Purgato, M., Bove, C., MacTaggart, D. & Rusconi, E. (2020). *Prevalence of post-traumatic symptomatology and anxiety among residential nursing and care home workers following the first COVID-19 outbreak in Northern Italy.* Verfügbar unter https://royalsocietypublishing.org/doi/epdf/10.1098/rsos.200880 [04.10.2022].

Robert-Koch-Institut (RKI) (Hrsg.) (2022a). *COVID-19: Fallzahlen in Deutschland und weltweit. Fallzahlen in Deutschland - Stand 21.10.2022.* Verfügbar unter https://www.rki.de/DE/Content/InfAZ/N/Neuartiges_Coronavirus/Fallzahlen.html [23.10.2022].

Robert-Koch-Institut (2022b). *SARS-CoV-2: Virologische Basisdaten sowie Virusvarianten.* Verfügbar unter https://www.rki.de/DE/Content/InfAZ/N/Neuartiges_Coronavirus/Virologische_Basisdaten.html [24.09.2022].

Salzberger, B., Buder, F., Lampl, B., Ehrenstein, B., Hitzenbichler, F., Holzmann, T. et al. (2021). Epidemiology of SARS-CoV-2. *Infection, 49* (2), 233–239.

Statista Research Department (Hrsg.) (2022). *Anzahl der Krankenhäuser in Italien von 2014 bis 2020.* Verfügbar unter https://www.statista.com/statistics/557042/hospitals-in-italy/ [16.10.2022].

Statistisches Bundesamt (Hrsg.) (2022a). *Gesundheitspersonal: Deutschland, Jahre, Einrichtungen, Geschlecht.* Verfügbar unter https://www-genesis.destatis.de/genesis/online?operation=previous&levelindex=1&step=1&titel=Ergebnis&levelid=1664030628763&acceptscookies=false#abreadcrumb [24.09.2022].

Statistisches Bundesamt (Hrsg.) (2022b). *Löhne in der Pflege: Bruttoverdienste von Fachkräften in Krankenhäusern und Heimen 2020 rund ein Drittel höher als 2010.* Verfügbar unter https://www.destatis.de/DE/Presse/Pressemitteilungen/2021/05/PD21_N032_622.html [23.10.2022].

Weih, M. (2021). Effektives Gesundheitswesen dank starken Akutsektors Italien im „Länderprofil Gesundheit" der OECD. *Neurotransmitter, 32* (3), 22–24.

Weltgesundheitsorganisation (WHO) (Hrsg.) (2022). *Coronavirus-Krankheit (COVID-19) Pandemie.* Verfügbar unter https://www.who.int/europe/emergencies/situations/covid-19 [16.10.2022].

Zurlo, M. C., Vallone, F. & Smith, A. P. (2018). Effects of Individual Differences and Job Characteristics on the Psychological Health of Italian Nurses. *Europe's journal of psychology, 14* (1), 159–175.

Anlagenverzeichnis

Anlage 1

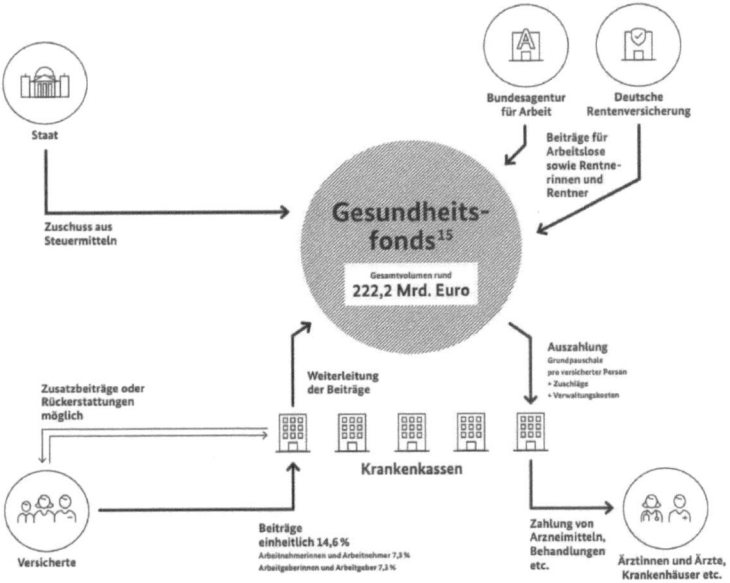

Abb. 1: Der Gesundheitsfonds (Bundesministerium für Gesundheit, 2020, S. 26 f.)

Anlage 2

Arbeitsunfähigkeit bei Berufstätigen in Pflegeberufen im Jahr 2018

	Krankenpflege-berufe	Altenpflegeberufe	Pflegeberufe gesamt	Berufstätige gesamt
Männer				
AU-Fälle je VJ	1,3	1,27	1,29	1,09
AU-Tage je VJ	20,6	22,3	21,2	13,4
Krankenstand	5,66 %	6,10 %	5,80 %	3,68 %
AU-Tage je Fall	15,9	17,5	16,4	12,3
Frauen				
AU-Fälle je VJ	1,45	1,56	1,48	1,35
AU-Tage je VJ	23,5	29,0	25,0	16,7
Krankenstand	6,44 %	7,93 %	6,86 %	4,57 %
AU-Tage je Fall	16,2	18,6	17,0	12,4
Gesamt				
AU-Fälle je VJ	1,37	1,40	1,38	1,21
AU-Tage je VJ	22	25,3	22,9	14,9
Krankenstand	6,02 %	6,94 %	6,29 %	4,09 %
AU-Tage je Fall	16,1	18,1	16,7	12,3

Tbl. 1: Berufstätige in Pflegeberufen und Berufstätige mit Mitgliedschaft in der Techniker Krankenkasse (Grobe et al., 2019, S. 25)

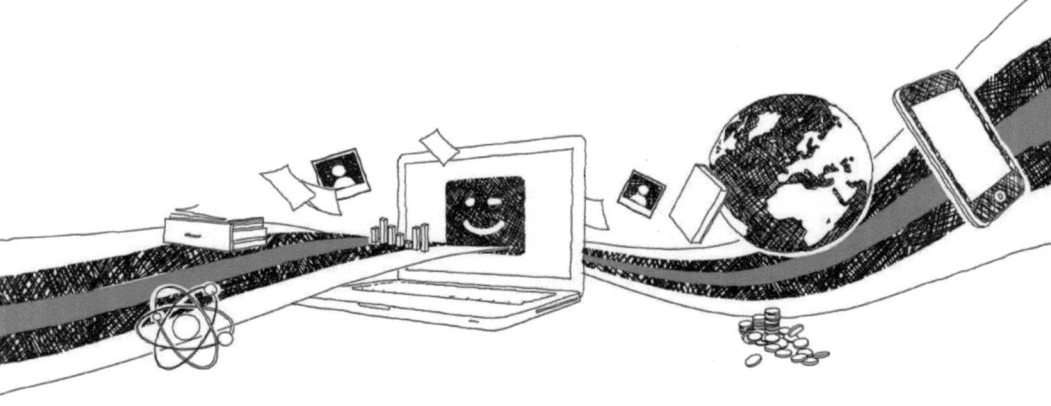
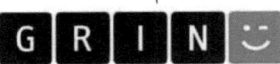